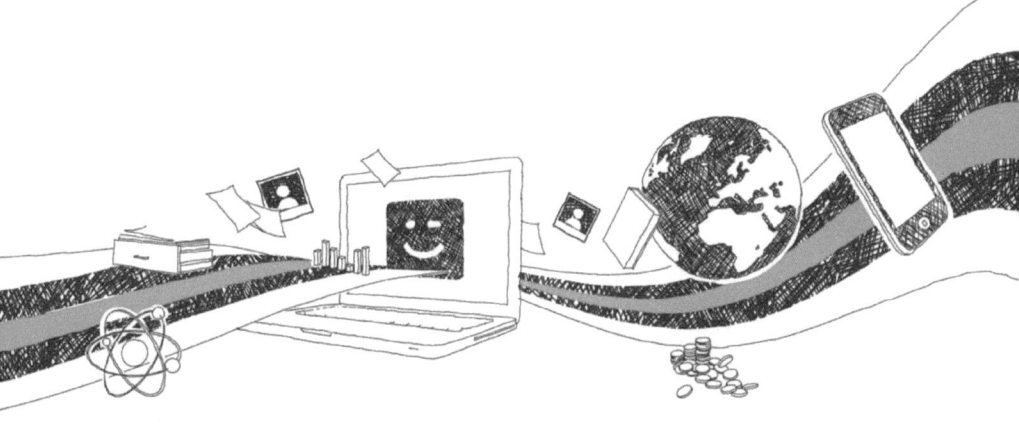
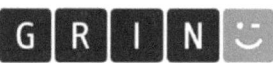

Bibliografische Information der Deutschen Nationalbibliothek:

Die Deutsche Bibliothek verzeichnet diese Publikation in der Deutschen National-bibliografie; detaillierte bibliografische Daten sind im Internet über http://dnb.d-nb.de/ abrufbar.

Impressum:

Copyright © 2016 GRIN Verlag, Open Publishing GmbH
Druck und Bindung: Books on Demand GmbH, Norderstedt Germany
ISBN: 9783668586932

Dieses Buch bei GRIN:

https://www.grin.com/document/383233

Klaus Neander

Schützen Toilettensitzerhöhungen vor Stürzen?

Was hat B. Latour mit Pflege zu tun?

GRIN Verlag

GRIN - Your knowledge has value

Der GRIN Verlag publiziert seit 1998 wissenschaftliche Arbeiten von Studenten, Hochschullehrern und anderen Akademikern als eBook und gedrucktes Buch. Die Verlagswebsite www.grin.com ist die ideale Plattform zur Veröffentlichung von Hausarbeiten, Abschlussarbeiten, wissenschaftlichen Aufsätzen, Dissertationen und Fachbüchern.

Besuchen Sie uns im Internet:

http://www.grin.com/

http://www.facebook.com/grincom

http://www.twitter.com/grin_com

Schützen Toilettensitzerhöhungen vor Stürzen?

Oder: Was hat B. Latour mit Pflege zu tun?

Klaus-Dieter Neander, B.Sc. (Hamburg)

Inhalt

Abbildungsverzeichnis

1.0 Zusammenfassung

Der folgenden Untersuchung lagen häufigere Beobachtungen aus der Pflegepraxis in der ambulanten Pflege zugrunde: stürzten Klient_innen[1] beim Toilettengang häufiger, wurde ihnen in der Regel eine Toilettensitzerhöhung zur „Sturzprophylaxe" empfohlen. Häufig weigerten sich die Klient_innen zunächst, eine solche zuzulassen. Wenn dann doch die Erhöhung „eingebaut" wurde, hatte ich den Eindruck, dass die Betroffenen mindestens genauso häufig, wenn nicht im Einzelfall sogar häufiger stürzten, als vorher.

Während meiner Tätigkeit als stellvertretende Pflegedienstleitung in verschiedenen ambulanten Pflegediensten in Hamburg, entwickelte ich einen Beobachtungsbogen, um die Beobachtung besser protokollieren zu können. Diese Beobachtungsbögen werte ich in der folgenden Arbeit aus.

Die Protokolle von 27 Personen, die im Pflegedienst betreut wurden, liegen der Datenanalyse zugrunde. Sie werden im Weiteren ausführlicher dargestellt. Das Ergebnis dieser Untersuchung bestätigt meine Vermutung: nach Einbau der Toilettensitzerhöhung stürzen die Klient_innen signifikant häufiger und verletzen sich schwerer, als vorher.

Aus diesem Ergebnis werden erste Empfehlungen zur Betreuung der Betroffenen ausgesprochen.

---

[1] Der Gender Gap ist die Antwort auf das Zweigeschlechtersystem. Der durch den Unterstrich symbolisierte Zwischenraum soll all jene Personen einschließen, die sich nicht in das klassisch-hegemoniale System Frau/Mann einlassen und irgendwo zwischen diesen beiden Polen verorten wollen (z.B. transidente Personen). (vgl. Hermann 2003)

2.0 Einleitung

Mit zunehmendem Alter geschieht es immer häufiger, dass Klient_innen mit dem Toilettengang nicht zurechtkommen. Häufig verunreinigen die älteren Personen das Toilettenumfeld (z.b. schmeißen Papier neben die Toilette, vermögen es nicht mehr, rechtzeitig auf die Toilette zu gelangen und verschmieren deshalb den Kot auf Toilettenbrille etc.) oder stürzen bei dem Gang zur oder von der Toilette zurück. (Bleijlevens, Diederiks, Hendriks, van Haastregt, Crebolder, von Eijk 2010).

Stürzen die Senior_innen während des Toilettengangs, wird ihnen häufig empfohlen, Haltegriffe zu montieren, Toilettenvorleger zu entfernen und Toilettensitzerhöhungen durch Sanitätshäuser montieren zu lassen (Sachsenmaier 1991: 115, Füsgen & Melchior 1997: 171, Tideiskaar 2008: 136, DIMDI 2012: 35, Hayder, Kuno & Müller 2012: 89, DNQP 2013, 80 ff.). Allgemein wird davon ausgegangen, dass diese Maßnahmen den älteren Menschen helfen, sicher ihren Toilettengang zu absolvieren und das Sturzrisiko zu reduzieren. Neben diesen die Umgebung beeinflussenden Interventionen haben Mitarbeiter_innenqualifikationen und die Auswahl der verwendeten Interventionen einen Einfluss auf die outcome-Qualität der Bemühungen um eine effektive Sturzprophylaxe (DIMDI 2012: 40, Gau & Schlubach 2016: 176).

In diversen Übersichtsarbeiten wird als Sturzort das Badezimmer der Klinik oder des Altenheimes genannt, ohne allerdings differenziert darzulegen, inwieweit der Sturz in direktem Zusammenhang mit dem Toilettengang erfolgte (vgl. DIMDI 2012, Adner & Klewer 2011: 38 - 49, Münch & Klewer 2013: 152f.) Zudem wurde bisher nicht untersucht, ob der Einbau sog. „seniorengerechter Toiletten" (Toilettensitzerhöhung) die Situation zu ändern vermag.

Die Inzidenz von Stürzen in deutschen Badezimmern wird (in Senioren-heimen) mit ca. 13% der Stürze angegeben (Rapp, Becker, Cameron, König & Büchele 2011) Österreich (Boukal 2008) berichtet von ca. 12.000 Stürzen, die in Kliniken behandelt werden müssen.

Die volkswirtschaftlichen Folgen der Stürze sind beachtlich, wenn gleich dazu deutsche Untersuchungen bisher nicht publiziert wurden. Die veröf-fentlichten Daten aus internationalen Untersuchungen sind nicht ver-gleichbar, weil die Berechnungen sehr unterschiedlich erfolgten: Einige Untersuchungen beschäftigen sich mit den direkten Kosten (medizinische [Kliniksaufenthalt, OP-Kosten etc.] und nichtmedizinische [z.B. Kosten für Krankentransport]), andere Studien wiederrum mit den indirekten Kosten, die z.B. die Kosten für Fehltage im Arbeitsleben o.ä. entstehen (DIMDI 2012). Eine systematische Literaturübersicht über 32 Studien wurden von Heinrich (Heinrich, Rapp, Rissmann, Becker, König 2010) veröffentlicht. Die Analyse dieser Studien (die zumeist die Kosten für die ambulante Pfle-ge nicht mit einbezogen) zeigt, dass die sturzassoziierten Kosten 2,2 – 3,7% des Gesamtaufwands der Gesundheitskosten betrugen bzw. 0,23 – 0,29% des Bruttoinlandsprodukts (BIP). Das BIP betrug in Deutschland im Jahr 2014 2.915,7 Milliarden Euro (Statistische Bundesamt 2015). Somit wird deutlich, dass der Sturzpävention große Bedeutung zugemessen wer-den muss, bedeutet doch für jede Person, die sich bei einem Sturz ver-letzt, dass sie möglicherweise längere Kliniksaufenthalte in Kauf nehmen muss und die Kostenträger mit erheblichen (häufig vermeidbaren) Kosten belastet werden.

Diese Studie untersucht 27 Personen in fortgeschrittenem Alter über zu-nächst 12 Monate täglich in der eigenen häuslichen Umgebung und erfasst dabei (über den ambulanten Pflegedienst), die Anzahl der Stürze. Bei den gleichen Klient_innen wurde dann – nach Einbau einer Toilettensitzerhö-hung und zusätzlicher Haltegriffe – erneut die Sturzfrequenz und die

Sturzausprägung erfasst und mit den Daten des ersten Erfassungszeit-
raums verglichen.

3.0 Fragestellung

1. Welches Zahlenmaterial lässt sich hinsichtlich der Faktoren Sturz und Sturzausprägung durch ältere Menschen in deren Häuslichkeit erheben.

2. Wie verändert sich die Situation, wenn eine Toilettensitzerhöhung und zusätzliche Haltegriffe montiert wurden bei den gleichen Klient_innen.

3. Lässt sich die Annahme, dass Toilettensitzerhöhungen und Haltegriffe die Sicherheit der Klient_innen erhöhen, auf Grund dieser Datenlage belegen?

4.0 Methode

4.1 Auswahl der Klient_innen:

Die **Abbildung 1** zeigt die Rekrutierung der in dieser Untersuchung beschriebenen Klient_innenpopulation, besonderes Merkmal wurde bei dem zu untersuchenden Klientel auf klassische biometrische Daten sowie auf das Ausmaß der Kontinenz (Kontinenzprofil), die Gesäß-Bein-Länge, die Handkraft und den Chair-Rise-Test gelegt. Die Daten wurden jeweils für die Gruppe Frauen (n=14) und die Gruppe Männer (n = 13) getrennt untersucht und nach statistisch signifikanten Unterschieden gesucht.

Abbildung 1 Rekrutierung der Klient_innen

4.2 Biometrische Daten

Abbildung 2 zeigt die Altersverteilung und die BMI-Situation der an der Untersuchung beteiligten Personen, getrennt nach Geschlecht. Statistisch unterschieden sich die beiden Gruppen nicht.

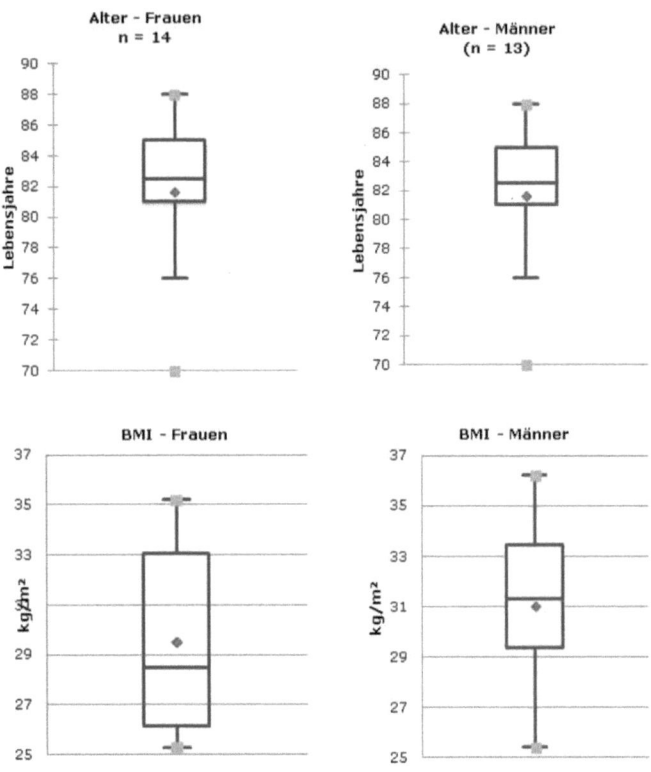

Abbildung 2 Altersstruktur & BMI der Klient_innen

4.3 Kontinenzprofile

Aus der Gruppe der inkontinenten Klient_innen (n = 56) wurden jene ausgewählt, die das KP 2 (unabhängig erreichte Kontinenz) bzw. KP 4 (unabhängig kompensierte Kontinenz) hatten. Diese Kontinenzprofile beschreiben mit dem Begriff „unabhängig", dass die Klient_innen selbständig und ohne fremde Hilfe ihre „(In-)Kontinenz" handhaben konnten und eine Mitwirkung Dritter, in diesem Falle also Pflegekräfte, nicht zum Einsatz kamen. (DNQP 2007: 35)

4.4 Gesäß-Beinlänge

Die Gesäß-Beinlänge (G-B-Länge) wurde erfasst, um Sturzereignisse die durch ein ungünstiges Verhältnis von G-B-Länge zur Toilettenhöhe zumindest theoretisch das Sturzrisiko erhöhen könnten, für diese Untersuchung auszuschließen. Die G-B-Länge lag ebenfalls im Normbereich (norm: 980 mm, 50 Perzentile) (Jürgens 2004: 43).

4.5 Handkraft

Die Handkraft der rechten und linken Hand (HK re / HK li) (norm: re: 24,2 +/- 5,1; li: 22,4 +/- 4,8) (Hank, Jürges,Schupp & Wagner 2009: 117 – 126, Norman, Nikolov, Demuth, Steinhagen-Thiesen & Eckardt 2013: 38) wurde mit dem Smedley-Spring-Dynamometer jeweils routinemäßig bei allen Klient_innen des betreuenden Pflegedienstes erhoben. Die Daten der Handkraftmessung zeigen, dass die Klient_innen altersentsprechende Kräfte mobilisieren konnten, um sich z.B. an den Haltegriffen festzuhalten bzw. abzustützen.

Die Handkraft wurde monatlich ermittelt.

4.6 Chair-Rise-Test

Der Chair-Rise-Test (Aufstehtest) misst als Produkt aus Kraft und Geschwindigkeit die muskuläre Leistung. (Rikli & Jones 1991a, Rikli & Jones 1991b, Jones & Rikli 2002a, Jones & Rikli 2002b, Messerer 2012). Die Patientinnen und Patienten müssen, so schnell wie möglich (also in Maximalgeschwindigkeit), von einem Stuhl mit ca. 46cm Sitzhöhe nacheinander aufstehen, wobei die Arme vor der Brust gekreuzt sein sollen. Ein aufstützen auf den Stuhllehnen oder den Knien ist nicht gestattet. In dieser Untersuchung wurde die Anzahl der „stand ups" gemessen, die in der Zeit von 5,4 – 19,4 sec. durchgeführt werden konnten. Der gesunde Mensch schafft mehr als fünf „stand ups" während dieser Zeit.

Die folgende Abbildung 3 zeigt die stand-ups bei der ersten Messung; die folgenden monatlichen Messungen blieben konstant, es konnte in allen Messungen kein statistischer Unterschied zwischen den Geschlechtern nachgewiesen werden.

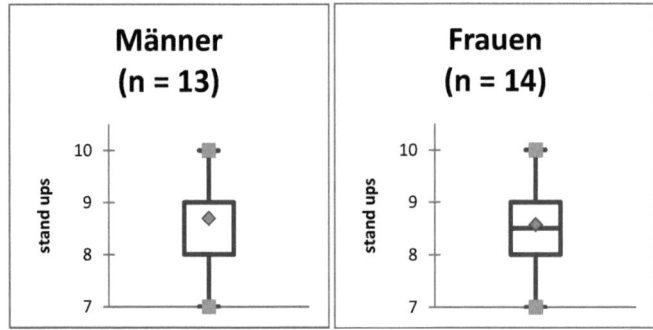

Abbildung 3 stund-ups der Klient_innen

Mit dieser Einschränkung der ausgewählten Klient_innen auf „altersspezifische" biometrische Daten, konnte weitgehend ausgeschlossen werden, dass mögliche Sturzursachen allein in der „körperlichen Fitness" der Klient_innen zu suchen gewesen wären. Um die Mobilität der Klient_innen vergleichen zu können, wurden regelmässige Schrittmessungen (in der Regel einmal monatlich) mit dem CSX-Schrittzähler erfasst. In dieser Erhebung wurden die Werte des letzten Monats vor einem Sturz aus den Akten übernommen (MW 153.500, STABW 14.381). Normalwerte konnten leider nicht zum Vergleich herangezogen werden, d.h. es ist nicht bekannt, ob die Klient_innen sehr mobil oder weniger mobil waren, die Daten zeigen allerdings, dass die Klient_innen auch in dieser Hinsicht vergleichbar waren.

4.7 Zum Gesundheitszustand der Klient_innen

Um bei der Auswahl der Klient_innen eine größtmögliche Vergleichbarkeit gewährleisten zu können, wurden drei - für die, die Sturzproblematik verschärfenden Erkrankungen – überprüft: **Demenz** wird in der Literatur als Gefährdungspotential bewertet (Parikh, Avorn, Solomon 2009: 327 f, DIMDI 2012: 30) weil die Erkrankung – zumindest im fortgeschrittenen Stadium – sowohl zu motorischen, als auch kognitiven Veränderungen führt, die dazu führen, dass mögliche Gefährdungspotentiale nicht richtig eingeschätzt werden. Antidepressiva, die viele Demenzpatient_innen erhalten, erhöhen das Sturzrisiko ebenfalls erheblich. (Sterke, Ziere, Beeck, Lomann & Cammen 2012: 812 ff.) Die Klient_innen dieser Untersuchung hatten keine Demenz.

Diabetes mellitus wird ebenfalls als das Sturzrisiko erhöhend eingeschätzt, acht Klient_innen litten an Diabetes, der aber sehr gut eingestellt war. Diabetes gilt wegen plötzlich auftretender Hypoglykämien als Cofaktor des Sturzrisikos (Farrel 2004: 14 f., Davison, Bond, Dawson, Stehen & Kenny 2005: 162 f., Schwarz, Vittinghoff, Sellmeyer, Feingold, de Rekeneier, Strothmeyer et al. 2008: 391 ff; DIMDI 2012: 31)

Nur drei Klient_innen waren Urin- **und** Stuhlkontinent, die anderen 12 Personen litten an einer „unabhängig kompensierten **Inkontinenz**" (DNQP 2007:35 Hayder, Kuno & Müller 2012: 73), die dadurch gekennzeichnet ist, dass es zu einem unwillkürlichen Harnverlust kommt, der aber selbständig mit Inkontinenz-Hilfsmitteln kompensiert werden kann. Inkontinenz hat ebenfalls einen Einfluss auf die Sturzhäufigkeit, weil die betroffene Person so schnell wie möglich zur Toilette eilt, um die Verschmutzung der Körperwäsche zu verhindern. Dabei werden oft „Stolperfallen" übersehen.

4.8 Medikamente, die die Klient_innen nahmen

In den letzten Jahren wurde besonders über die Polypharmazie bei älteren Menschen geforscht (Müller-Mundt, Schäfer 2011: 6 f, Thiem 2012: 1125 f, Zimmermann, Kaduszikiewics, v.d.Busche, Schön, Brettschneider, König et al 2013, 941 ff, Eckhardt, Steinhagen-Thiessen, Kämpfe & Buchmann 2014: 293 f) und ein deutlicher Zusammenhang zwischen der Anzahl und der Art der gleichzeitig eingenommen Medikamente einerseits und Komplikationen andererseits herausgearbeitet. Die für die Praxis wichtigen Medikamente, deren Kombination zu deutlichen höheren Komplikationsraten führen, wurden in den sog. PRISCUS-Listen zusammengefasst (Holt, Schmiedl, Thürmann 2010: 543 ff., Siebert, Elkeles, Hempel, Kruse & Smollich 2012: 1f., Dormann, Sonst, Müller, Vogler, Patapovas, Pfistermeister u.a. 2013: 213 f., Thürmann & Schmiedl 2011: 16, Zieschang 2015: 71-72).

Die Klient_innen nahmen aus der PRISCUS-Liste die folgenden Medikamentengruppen, wie sie in **Abbildung 4** dargestellt sind. Wichtiger als die Art der Medikamente ist die gleichzeitige Einnahme der PRISCUS-Medikamente, wobei – wie bereits erwähnt – nachgewiesen werden konnte, dass die absolute Anzahl der eingenommenen Medikamente (**Abbildung 5**) mit der Sturzhäufigkeit korrespondiert. Die Literatur gibt eine Gefährdung von >5 Medikamenten an, dieser „Medikamentenmix" wurde von keiner der untersuchten Klient_innen eingenommen.

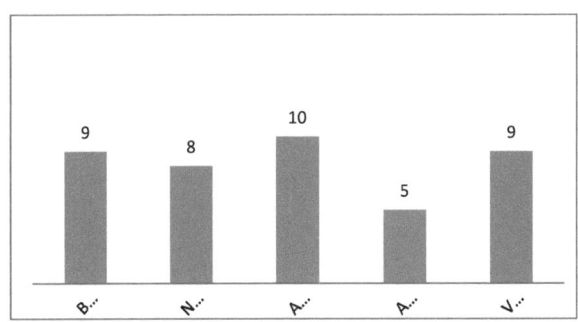

Abbildung 4 Welche Medikamente wurden wie oft genommen?

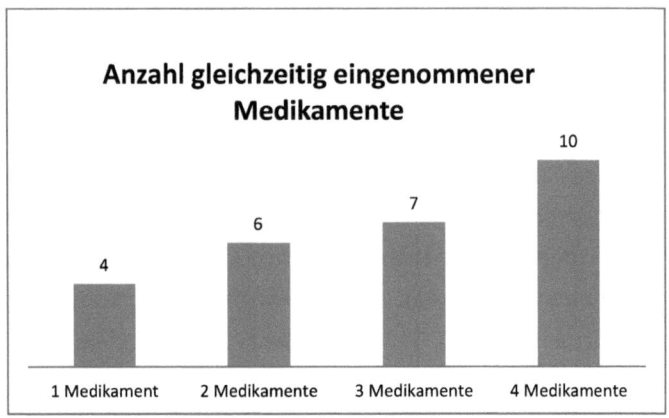

Abbildung 5 Wie viele Medikamente wurden gleichzeitig genommen?

4.9 Welche Hilfsmittel wurden genutzt?

Die Klient_innen benutzten unterschiedliche Hilfsmittel: neunzehn Klient_innen trugen eine Brille, drei nutzen eine Gehhilfe (Stock), ein Rollator wurde von keiner der Klient_innen benutzt und bis auf drei Klient_innen, stiegen alle noch Treppenstufen.

Nachdem die Gruppe der Untersuchten näher vorgestellt wurde, soll nun der Untersuchungsablauf skizziert werden.

5.0 Der Untersuchungsablauf

Mit dem Erhebungsbogen (Anlage 1) wurden sämtliche Daten erhoben, Schritt- und Handkraftmessung waren in den Pflegediensten bekannt und wurden – wenn auch nicht immer konsequent – bei allen zu betreuenden Klienten regelmässig durchgeführt. Die Erhebung der Daten erfolgte im Rahmen der Qualitätssicherung zum Thema „Sturzprophylaxe", diente jeder einzelne Fragebogen als Grundlage zur Patienten- bzw. Angehörigenedukation, d.h. die einzelnen Parameter wurden mit den betroffenen Personen in individuellen Beratungsgesprächen thematisiert und ggfs. Verbesserungsvorschläge erarbeitet.

Die retrospektive Auswertung der Erhebungsbögen erfolgte in den Schritten, wie sie in **Abbildung 6** dargestellt sind, so dass zum Schluss 27 Klient_innen in die Untersuchung mit einbezogen werden konnten.

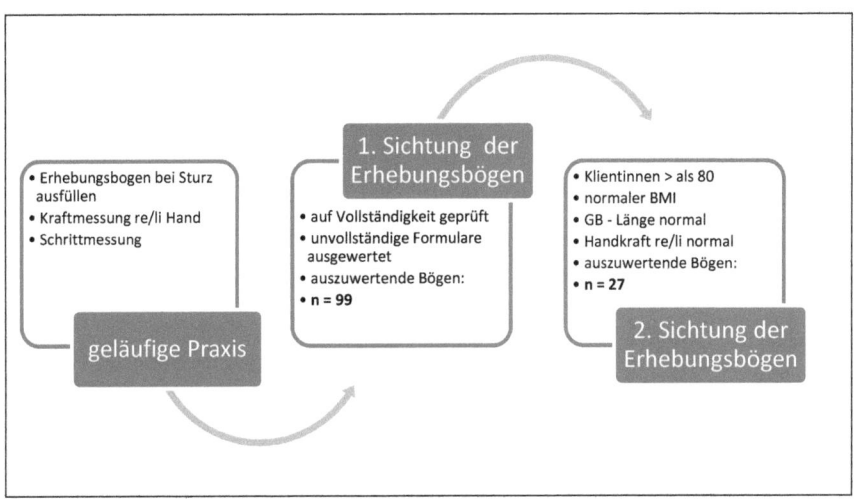

Abbildung 6 Die ersten Schritte der Auswertung

6.0 Statistische Analyse der Daten

6.1 Deskriptive Statistik

Die deskriptive oder beschreibende Statistik (Müller 2011: 11f.) stellt „das Wesentliche eines Zahlenhaufens (dar)." (diess. S. 11) Folgende <u>Lagema-ße</u> wurden berechnet: Mittelwert und Median- bzw. Zentralwert.

Für den **Mittelwert** werden alle vorhandenen Werte addiert und die Summe dieser Werte dann durch die Gesamtanzahl der Werte dividiert. Ausreißer, d.h. sehr kleine oder sehr große Werte beeinflussen den Mittelwert stark; auch eine schiefe Verteilung nach rechts oder links verschieben den Mittelwert. (Müller 2011: 25) In dieser Untersuchung wurden alle Daten zunächst auf „Ausreißer" untersucht und dann der Mittelwert (MW) errechnet. Der Median- oder auch **Zentralwert** beschreibt eine gleichgroße Zahl von Beobachtungen (Messungen) kleiner wie größer als der Medianwert (Müller 2011: 25). Liegt, wie in dieser Untersuchung, eine ungerade Zahl von Daten vor, ist der „Mittelwert, wenn die Zahlen der Größe nach geordnet sind." Auf die Berechnung de Häufigkeiten wurde angesichts der Tatsache, dass es sich hier um lediglich 27 Klient_innen handelte, verzichtet.

Als <u>Streuungsmaße</u> wurden der interquartile range (IQR) und die Standardabweichung (s) berechnet (vgl. Müller 2011: 27 ff.). Im Gegensatz zur Spannweitenbereichnung, die nur die Differenz zwischen Maximum und Minimum berechnet und durch diese Extremwerte instabil ist, deckt die **Quartilsdifferenz (IQR)** 50% aller Daten ab und wird weniger von Ausreißern beeinflusst (Müller 2011: 27) Der **Mittelwert (s)** basiert auf der Abweichung der einzelnen Messergebnisse vom arithmetischen Mittel.

Alle berechneten Werte zeigen, dass die Untersuchungsgruppe eine eng umschriebene, homogene, statistisch gut beschriebene Zielgruppe darstellt.

6.2 Schließende Statistik

Die schließende Statistik versucht Zusammenhänge zwischen den ermittelten Daten bzw. Gruppen darzustellen. Zu den üblichen Test gehören: t-Test- und p-Wert, die Korrelation und das Konfidenzintervall.

In dieser Untersuchung wurde das **Konfidenzintervall** (Vertrauensbandbreite) mit 95% angegeben. Das Konfidenzintervall gilt als Maß für die Genauigkeit eines Parameters und bezeichnet hier den Bereich, in dem mit einer 95%igen Wahrscheinlichkeit der „wahre Wert" enthalten ist. Der Bezugspunkt ist der MW. Die hier gewonnenen Daten zeigen eine extrem geringe Streuung, so dass der errechnete Mittelwert, ziemlich genau den tatsächlichen Wert angibt.

Varianzanalyse

Das Rangskalenniveau der hier erhobenen Daten bewegen sich auf Intervall- bzw. Ratio-/Verhältnisskalen-Niveau. Die Intervallskala ist gekennzeichnet durch die Tatsache, dass alle Abstände zwischen den Werten gleich sind (cm, kg, Kraft etc.), die Ratioskala hat ebenfalls gleich große Intervalle und einen Nullpunkt. Abhängig von dem Skalenniveau können mit unterschiedlichen Tests Zusammenhänge dargestellt werden.

Da dieselben Klient_innen untersucht werden sind die Berechnungen „verbunden" (verbunden Stichproben), weil das Ergebnis der Untersuchung nach einer Intervention (hier: Einbau einer Toilettensitzerhöhung) untersucht wird. (Müller 2011: 134) und „abhängig" (abhängige Stichproben). Während der t-test unabhängige Messungen eingesetzt werden kann (Müller 2011: 138), kann der **Wilcoxon-Test** auch bei abhängigen Stichproben eingesetzt werden (Bortz 1999: 756, Sachs 1993: 192).

7.0 Ergebnisse

Im Folgenden werden die einzelnen Ergebnisse vorgestellt.

7.1 Sturzhäufigkeit

Die Untersuchung beschreibt die Sturzhäufigkeit und –intensität von 27 Klient_innen vor und nach dem Einbau einer Toilettensitzhilfe. Die **Abbildung 6** zeigt bereits im Überblick, dass es in der Zeit, wo die Klient_innen auf ihren normalen Toiletten (DIN 18050-2) zur Toilette gingen, immer wieder zu Stürzen kam. Die in der Abbildung eingeblendeten Ziffern geben die Summe aller Stürze de Klient_innen in dem Beobachtungszeitraum über 12 Monate an (1 -12). Sprunghaft steigen die Stürze ab dem Monat 13 an, also unmittelbar nachdem die Sitzerhöhung (10 cm) eingebaut wurde.

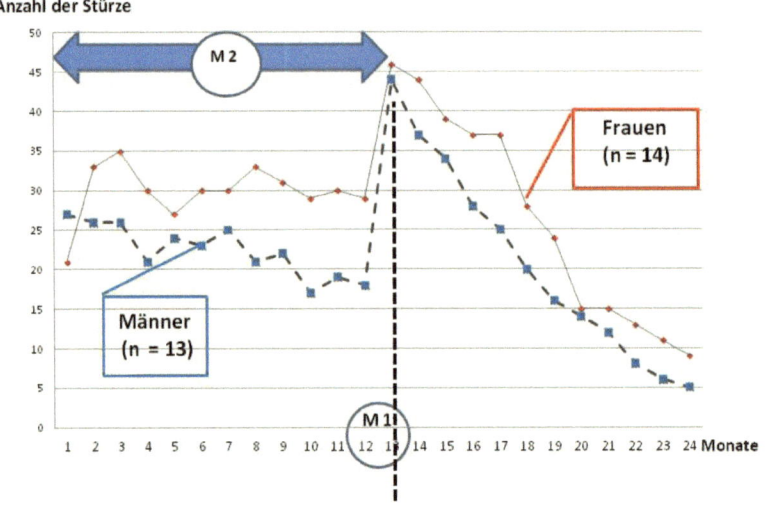

Abbildung 7 Sturzhäufigkeit ohne und mit Sitzerhöhung

Die Sturzhäufigkeit zwischen dem Monat 12 ohne Sitzerhöhung zum Monat 1 mit Sitzerhöhung (M1) ist hoch signifikant (p=0,009, Wilcoxon). Es verwundert daher nicht, dass auch eine hohe Signifikanz zwischen dem Monat 1 des Beobachtungszeitraums ohne im Vergleich zum Monat 1 des Zeitraums mit Sitzerhöhung signifikant ist (p=0,006, Wilcoxon) (MZ 2).

Generell führt der Einbau einer Sitzerhöhung (Meßzeitpunkte 1. Monat ohne im Vergleich zum letzten Monat mit Sitzerhöhung) zu einer signifikanten Sturzreduktion (p = 0,013, Wilcoxon).

7.2 Sturzintensität

Die Schwere der Stürze (Sturzintensität) wurde mit einer einfachen Matrix erfasst: Sturz ohne sichtbare Verletzung (1 Punkt), Sturz mit sichtbarer Verletzung (2 Punkte) und Stürze, die eine Einweisung in das Krankenhaus erforderten wurden mit 3 Punkten bewertet. In der **Abbildung 8** wurden die Punkte aller Klient_innen addiert und als blaue (ohne Sitzerhöhung) und rote (mit Sitzerhöhung) Balken dargestellt.

Die Daten zeigen die summierten Punktzahlen aller Klient_innen pro Beobachtungszeitpunkt. Je höher die Balken, desto schwerer die Verletzung.

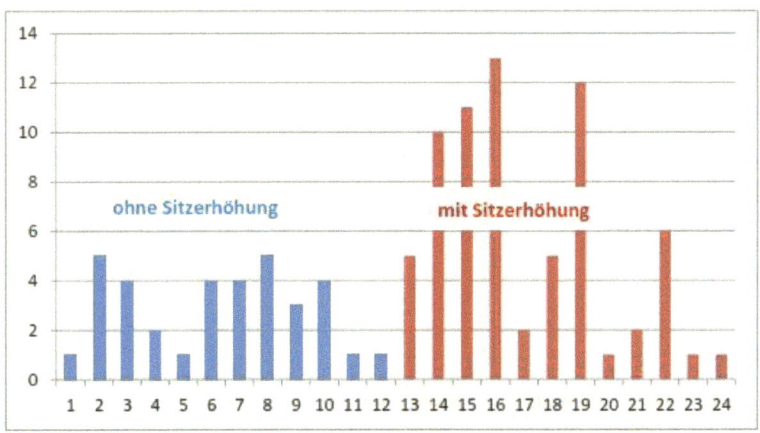

Abbildung 8 Sturzintensität

Eine genaue statistische Analyse bzgl. evtl. Zusammenhänge zwischen eingenommener Medikamente, vorliegenden Erkrankungen und anderen Faktoren ist durch die kleine Stichprobe nicht sinnvoll.

8.0 Diskussion

8.1 Praktische Erkenntnisse

Soweit erkennbar, wurde erstmalig untersucht, ob der Einbau einer Toilettensitzerhöhung eine sinnvolle Sturzprophylaxe darstellt.

In der **ersten Phase** der Untersuchung (über 12 Monate) wurde erfasst wie oft die betroffenen Personen in der „gewohnten" Badezimmersituation während eines Toilettengangs stürzten. Dabei ist zu berücksichtigen, dass die Sturzhäufigkeit und –intensität relativ niedrig waren und die Klient_innen, die nach jedem Sturz erneut hinsichtlich der Wohnraumanpassung, hier: der Toilettensitzerhöhung, beraten wurden, sich weigerten, Änderungen vorzunehmen.

In der **zweiten Phase** der Untersuchung wurde dann eine Toilettensitzerhöhung angebracht und Haltegriffe montiert. Die Ergebnisse zeigen, dass die Sturzhäufigkeit hochsignifikant zunächst zunimmt, um dann – im Verlauf der nächsten 12 Monate – deutlich zu fallen und letztlich unter den Ausgangswert der ersten 12 Monate zu sinken. Mit anderen Worten: nach Einbau einer Toilettensitzerhöhung müssen die Klient_innen besonders gut beobachtet und die Benutzung ausreichend geübt werden, denn alle Klient_innen waren „diese hohe Toilette" nicht gewohnt und mussten sich erst langsam daran gewöhnen.

Diese sehr praktische Konsequenz der Untersuchungsergebnisse stützt jedoch auf eine relativ kleine Untersuchungsgruppe, was möglicherweise die Aussagen limitieren könnte. Inwieweit die Art und Anzahl der von den Klient_innen eingenommen Medikamente oder weitere Faktoren das beschriebene Ergebnis beeinflussen, konnte in dieser Untersuchung ebenfalls nicht näher geklärt werden, weil die Gruppe der untersuchten Personen zu klein war.

8.2 Theoretische Einbindung in die Akteur-Netzwerk-Theorie

Pflegepraxis findet im gesellschaftlichen Kontext statt, in der Familie, der Klinik, dem Pflegeheim. Sie ist eingebettet in die Strukturen, die vorgegeben sind, die zu verändern nur bedingt ihre Aufgabe sein könnte. Pflegende müssen aber diese Strukturen entdecken, verstehen und akzeptieren können, sie müssen zumindest in der Lage sein, sich mit diesen Strukturen kritisch und einigermaßen objektiv auseinander zu setzen, Stellung beziehen können und in diesen Strukturen ihre Aufgabe erfüllen können.

Pflege versteht sich als „sozial", Pflegende üben einen „sozialen" Beruf aus und allgemein glaubt man zu wissen, was denn mit „sozial" gemeint sei:

> *„Sozial (bezeichnet) einen stabilisierenden Sachverhalt, ein Bündel von Bindungen, die später wieder herangezogen werden können, um ein anderes Phänomen zu erklären." (Latour 2014: 9)*

Diese „Standardeinstellung" (Latour 2014: 15) der ‚sozialen Dimension' unseres Tuns und Treibens ‚in der Gesellschaft' zu kommentieren ist so vertraut geworden, wie ein Handy zu benutzen (..)." (Latour 2014: 15). Oder anders ausgedrückt: unser menschliches Miteinander, wird durch Begriffe wie Kommunikation, Macht und Ohnmacht, Gewalt, Fremd- und Selbstbestimmung, Hass und Liebe, Abhängigkeit und Selbständigkeit gekennzeichnet und versucht in unterschiedlichen Formulierungen die Situation zu beschreiben, in der sich Pflegende und Zupflegende befinden und miteinander zurechtkommen müssen. Soziologie beschäftigt sich mit den (Ver-)Bindungen der Menschen untereinander (vgl. Latour 2014: 22), sie untersucht bestimmte Gruppen (z.B. Krankenhaus, Altenheim, Familien) (Heitmann-Möller 2015, Manz 2015: 213 ff Artner, Atzl, Kollewe 2016: 51 f.,) sie geht davon aus, dass die Gesellschaft (mehr oder weniger) durch eine Kraft zusammengehalten werde und die Definition dieser Kraft helfen könnte, politische Zusammenhänge zu verstehen und Zukunft zu gestalten. Latour nennt diese Definition von „sozial" Soziales Nr. 1 (Latour 2014: 17).

In den Überlegungen zu „Soziales Nr. 2" geht es um Verknüpfungen „zwischen Dingen, die selbst nicht sozial sind." (Latour 2014: 17). Diese Verknüpfungen führen letztlich – so Latour – zum Sozialen (Latour 2014: 22), denn das „Soziale (wird) (…) nur sichtbar in den Spuren, die es hinterlässt, wenn eine neue Assoziation zwischen Elementen hervorgebracht wird, die selbst keineswegs ‚sozial' sind." (Latour 2014: 22). Latour bringt als Beispiel dieser durch neue Assoziationen sich entwickelnde soziale Ordnungen den SARS-Virus, der dazu führt, dass „unter Quarantäne gestellte Menschen (…) (lernen müssen), dass sie nicht länger auf die selber Weise mit ihren Verwandten und Partnern ‚assoziieren' (können) (…)" (Latour 2014: 20)

Im Umgangssprachlichen würde man den Umgang mit „Dingen, die selbst nicht sozial sind" als die Fähigkeit des Menschen bezeichnen, gegenständliche Dinge zu „benutzen", etwa ein Auto zu fahren oder eben eine Toilette zu benutzen. Und umso länger wir die gleichen Abläufe im Umgang mit diesen „Nicht-sozialen-Dingen" üben, desto mehr gewöhnen wir uns daran – Latour würde von einer Interaktion mit den Dingen sprechen.

Werden die Dinge plötzlich geändert, in unserem Beispiel: wird die Toilettensitzerhöhung eingebaut, ist die Interaktion massiv gestört, wir müssen sie neu lernen. Die hier vorgestellte Untersuchung belegt eindrücklich diesen Ansatz der Akteur-Netzwerk-Theorie nach Latour (Peukert 2010: 326 ff.).

9.0 Literatur

1. Adner, I., Klewer, J. (2011): Analyse von Sturzereignissen in einer stationären Pflegeeinrichtung. *Heilberufe science* 2(1): 38 – 40

2. Artner, L., Atzl, I., Kollewe, C. (2016): Über die Notwendigkeit einer „Pflege der Dinge". *Sozial Extra* 40 (1): 51 – 53

3. Bleijlevens, M.H., Diederiks, J.P., Hendriks, M.R., van Haastregt, J.C., Crebolder, H.F., von Eijk, J.T. (2010). Relationship between location and acitivity in injurious falls: an exploratory study. BMC Geriatrics, 10 (40). Zugegriffen am 28.10.2015. Verfügbar unter http://www.biomedcentral.com/1471-2318/10/40

4. Bortz,J. (1999): *Statistik für Sozialwissenschaftler.* 5., vollständig überarbeitete und aktualisierte Auflage, Berlin: Springer-Verlag, S. 756

5. Boukal, C. (2008): Stürze im Badezimmer. http://www.forumgesundheit.at/portal27/forumgesundheitportal/co ntent?contentid=10007.689121&viewmode=content&portal:compon entId=gtn3ac039fb-ae35-4573-bd8d-dee7f29419b5 (aufgerufen am 01.08.2016)

6. Davison, J., Bond, J., Dawson, P., Steen, I.N., Kenny, R.A. (2005): Patients with recurrent falls attending Accident & Emergency benefit from multifactorial intervention – a randomized controlled trial. *Age and Aging* 2005, 34 (2): 162 – 168

7. Deutsches Institut für Medizinische Dokumentation und Information [DIMDI](Hg.) (2012): Balzer, K., Bremer, M., Schramm, S., Lühmann, D., Raspe, H.: *Sturzprophylaxe bei älteren Menschen in ihrer persönlichen Wohnumgebung.* Schriftenreihe Health Technology Assessment (HTA) , Band 116. DOI: 10.3205/hta000099L (aufgerufen am 02.11.2015)

8. Deutsches Netzwerk für Qualitätsentwicklung in der Pflege (DNQP) (2013): *Expertenstandard Sturzprophylaxe in der Pflege.* Osnabrück: Dt. Netzwerk für Qualitätsentwicklung in der Pflege. Fachhochschule Osnabrück, S. 80ff.

9. Deutsches Netzwerk für Qualitätsentwicklung in der Pflege (DNQP) (2007): *Expertenstandard – Förderung der Harnkontinenz in der Pflege.* Entwicklung – Konsentierung – Implementierung. S. 35

10. Dormann, H., Sonst, A., Müller, F., Vogler, R., Patapovas, A., Pfistermeister, B. u.a. (2013): Unerwünschte Arzneimittelereignisse bei

älteren Notaufnahmepatienten. *Deutsches Ärzteblatt* 2013 (110): 213 – 219

11. Eckhardt, R., Steinhagen-Thiessen, E., Kämpfe, S., Buchmann, N. (2014): Polypharmazie und Arzneimittelsicherheit im Alter. *Zeitschrift für Gerontologie und Geriatrie* 2014: 293 – 301

12. Farrel, M.K. (2004): Using functional assessment and screening tools with frail older adults. *Topics in Geriatric Rehabilitation* 2004: 20(1): 14 – 20

13. Füsgen, I., Melchior, H. (1997): *Inkontinenzmanual – Diagnostik, Therapie, Rehabilitation*, 2. Auflage, Berlin: Springer, S. 171

14. Gau, S., Schlubach, A. (2016): Interdependenzanalyse der Behandlungsleistung „Sturzprophylaxe in der Pflege" unter Berücksichtigung patientenbezogener, pflegefachlicher und ökonomischer Kriterien. *Pflege & Gesellschaft* 21 (2): 176 – 190

15. Gesundheitsberichtserstattung des Bundes (gbe-bund) (1998): http://www.gbe-bund.de/gbe10/ergebnisse.prc_tab?fid=4230&suchstring=BMI_Frauen&query_id=&sprache=D&fund_typ=TAB&methode=2&vt=1&verwand-te=1&page_ret=0&seite=&p_lfd_nr=6&p_news=&p_sprachkz=D&p_uid=gast&p_aid=36948619&hlp_nr=3&p_janein=J#SEARCH=%2522BMI_Frauen%2522 (aufgerufen am 20.6.2016)

16. Hank, K., Jürges, H., Schupp, J., Wagner, G.G. (2009): Isometrische Greifkraft und sozialgerontologische Forschung. *Zeitschrift für Gerontologie* 42: 117 – 126

17. Hayder, D., Kuno, E., Müller, M. (2012): *Kontinenz – Inkontinenz – Kontinenzförderung. Praxishandbuch für Pflegende*. 2., korrigierte Auflage, Bern: Huber-Verlag, S. 89

18. Heinrich, S., Rapp, K., Rissmann, U., Becker, C., König, H.H. (2010) Cost of falls in old age: a systematic review. Osteoporos Int. doi: 10.1007/s00198-009-1100-1 (aufgerufen am 20.10.2015)

19. Heitmann-Möller, A. (2015): Bedeutung und Einfluss dinglicher Gegenstände auf die Pflege – Kulturwissenschaftliche Ansätze für Pflegewissenschaft und Praxis. Posterpräsentation am 16.10.2015, EN-DA & WANS Kongress Hannover 2015 (https://www.researchgate.net/publication/283290461_Bedeutung_und_Einfluss_dinglicher_Gegenstande_auf_die_Pflege_Kulturwissenschaftliche_Ansatze_fur_Pflegewissenschaft_und_Pflegepraxis) (aufgerufen am 09.03.2016)

20. Holt, S., Schmiedl, S., Thürmann, P.A. (2010): Potenziell inadäquate Medikation für ältere Menschen: Die PRISCUS-Liste. Deutsches Ärzteblatt 2010 (107): 543 – 551

21. https://www.destatis.de/DE/ZahlenFakten/GesamtwirtschaftUmwelt /VGR/Inlandsprodukt/Inlandsprodukt.html#Tabellen (abgerufen am 15.10.2015)

22. Jones C.J., Rikli R.E. (2002b): Measuring functional fitness of older adults, *The Journal on Active Aging*, pp. 24–30.

23. Jones, C. J., Rikli, R.E. (2002a): Senior Fitness Test Manual. *Journal of Aging & Physical Activity 10: 1*, 110

24. Jürgens, H.W. (2004): Erhebung anthropometrischer Maße zur Aktualisierung der DIN 33 402, 2. Teil. Schriftenreihe der Bundesanstalt für Arbeitsschutz und Arbeitsmedizin. Bonn, S. 43

25. Latour, B. (2014): *Eine neue Soziologie für eine neue Gesellschaft.* Frankfurt/M.: Suhrkamp

26. Manz, U. (2015): Ein anderer Blick auf die Dinge? Von „Pflegehilfsmitteln" zu „Partizipanden des Tuns". *Pflege & Gesellschaft 20 (3):* 213 – 226

27. Messerer, N.C. (2012): *Eine neue Methode zur Erfassung der Muskelkraft und Muskelleistung der unteren Extremitäten und ihr Zusammenhang mit dem Sturzrisiko.* Unveröffentlichte Dissertation, Julius-Maximilians-Universität Würzburg

28. Müller, M. (2011): *Statistik für die Pflege.* Bern: Huber-Verlag, S. 11 ff.

29. Müller-Mundt, G., Schaeffer, D. (2011): Bewältigung komplexer Medikamentenregime bei chronischer Krankheit im Alter. *Zeitschrift für Gerontologie und Geriatrie* 2011 (44): 6 – 12

30. Münch, C., Klewer, J. (2013) Analyse von Sturzereignissen stationärer Krankenhauspatienten. *Pflegewissenschaften* 2013, Heft 1, 152 – 156

31. Norman, K., Nikolov, J. Demuth, I., Steinhagen-Thiessen, E., Eckardt R. (2013): Handkraftreferenzwerte für Ältere: Daten aus der Berliner Altersstudie II (BASE-II). *Aktuelle Ernährungsmedizin* 2013; 38 - O_03

32. Parikh, S., Avorn, J., Solomon, D.H. (2009) Pharmacological Management of Osteoporosis in Nursing Homo Populations: A Sytematic

Review. *Journal of the American Geriatrics Society* 2009 (7 (2): 327 – 334

33. Peukert, B. (2010): Akteur-Netzwerk-Theorie (ATN), in: Stegbauer, C. & Häußling, R. (Hrsg.) (2010): Handbuch Netzwerkforschung. Wiesbaden: VS - Verlag für Sozialwissenschaften

34. Posterpräsentation am 16.10.2015, ENDA & WANS Kongress Hannover 2015 (https://www.researchgate.net/publication/283290461_Bedeutung_und_Einfluss_dinglicher_Gegenstande_auf_die_Pflege_Kulturwissens_chaftliche_Ansatze_fur_Pflegewissenschaft_und_Pflegepraxis) (aufgerufen am 09.03.2016)

35. Rapp K, Becker C, Cameron ID, König H.H., Büchele G. Epidemiology of falls in residential aged care: Analysis of more than 70.000 falls from residents of Bavarian nursing homes. *Journal of the American Medical Directors Association*. 2011; epub.

36. Rikli R.E., Jones C.J. (1991a): The development and validation of a functional fitness test for community-residing older adults. *Journal of Aging and Physical Activity 7*: 129–161

37. Rikli R.E., Jones C.J. (1991b): Functional fitness normative scores for community-residing older adults, ages 60–94. *Journal of Aging and Physical Activity 7*: 162–181

38. Sachs, L. (1993): *Statistische Methoden*. 7., überarbeitete Auflage, Berlin: Springer-Verlag

39. Sachsenmaier, B. (1991): *Inkontinenz – Hilfen, Versorgung und Pflege*. Hannover: Schlütersche Verlagsanstalt, S. 115

40. Schwarz, A.V., Vittinghoff, E., Sellmeyer, D.E., Feingold, K.R., de Rekeneire, N., Strotmeyer, E.S. et al (2008) Diabetes-Related Complications, Glycemic Control, and Falls in Older Adults. *Diabetes Care* 31 (3): 391 – 396

41. Siebert, S., Elkeles, B., Hempel, G., Kruse, J., Smollich, M. (2012): Die PRISCUS-Liste im klinischen Test. Praktikabilität und Vergleich mit internationalen PIM-Listen. *Zeitschrift für Gerontologie und Geriatrie* 2012: 1 – 13

42. Statistisches Bundesamt (2015): Sterke, C.S., Ziere, G., Beeck, E.F.v., Looman, C.W.N., Cammen, T.J.M. v.d. (2012): Dose-response relationship between selective serotonin re-uptake inhibi-

tors and injurious falls: a study in nursing home residents with dementia. British Journal of Clinical Pharmacology 73 (5): 812 – 820

43. Thiem, U. (2012): Potenziell inadäquate Medikation. Internist 2012 (53): 1125 – 1130

44. Thürmann, P.A., Schmiedl, S. (2011): Pharmakotherapie alter Patienten. *Medizinische Klinik und Intensivmedizin* 2011 (106) 16 – 23

45. Tideiksaar, R. (2008): *Stürze und Sturzprävention.* Bern: Verlag Hans Huber, S. 136

46. Zieschang, M. (2015): Sturzgefahr und Medikamente. *Arzneiverordnung in der Praxis* 2015 (42): 71 – 72

47. Zimmermann, T., Kaduszkiewsicz, H., von den Bussche, H., Schön, G., Brettschneider, C., König, H.-H. u.a. (2013) Potentiell inadäquate Medikamente bei älteren hausärztlich versorgten Patientinnen und Patienten. *Bundesgesundheitsblatt 2015* (56): 941 – 949

Klaus-Dieter Neander
Krankenpfleger, KP für Anae+Intensivpflege, Pain Nurse,
Palliative Care, Pflegeexperte (In)Kontinenz,
Lehrer für Pflegeberufe, Pflegedienstleiter
B.Sc. Gesundheit & Management

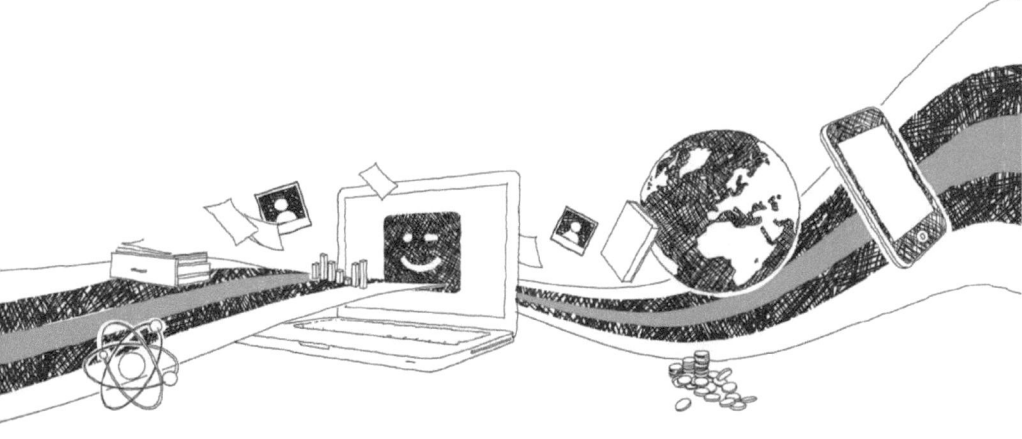
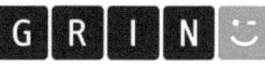